Te $\overset{7}{113}$

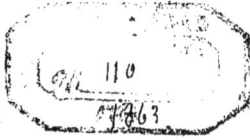

NOTES

ou

SONT EXPOSÉS LES PRINCIPES D'UNE RÉFORME RADICALE

DANS L'ART DE GUÉRIR.

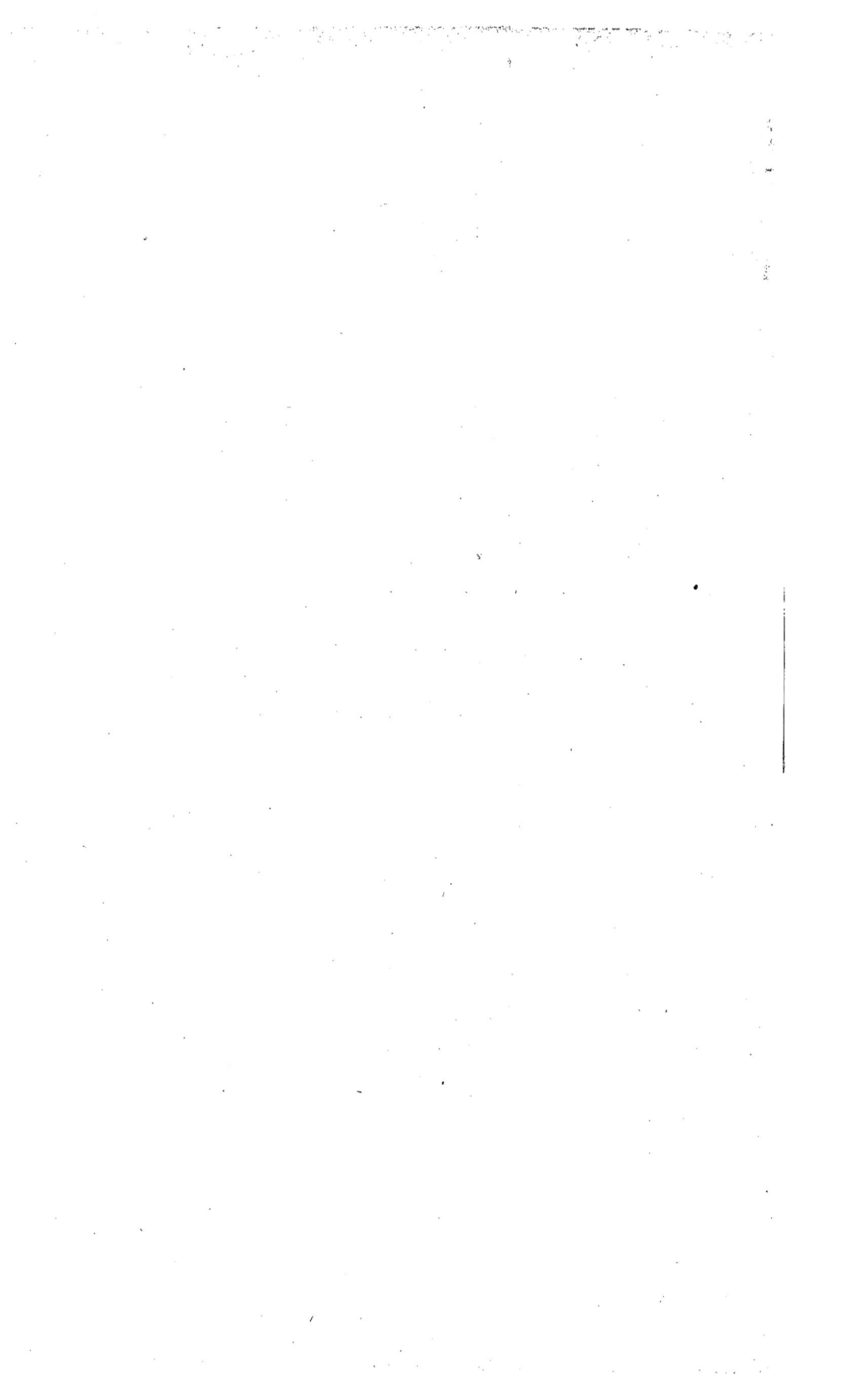

NOTES

OU SONT EXPOSÉS

LES PRINCIPES D'UNE RÉFORME RADICALE

DANS

L'ART DE GUÉRIR

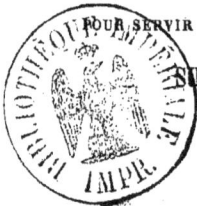

POUR SERVIR DE COMPLÉMENT A MES ÉTUDES ET RECHERCHES

SUR LE PRINCIPE DE LA VIE

PAR LE DOCTEUR

JOSEPH LÉONI

De Vignola, de l'Université de Modène, Lauréat de l'Académie royale de Médecine de Corfou, et Médecin du Bey d'Avalone (Albanie), Membre de plusieurs Sociétés savantes, &c.

Da punctum ut sistam, et cœlum terramque movebo !
ARCHIMÈDE.

CHALON-SUR-SAONE,

IMPRIMERIE J. DEJUSSIEU, RUE DES TONNELIERS, 5.

—

1863.

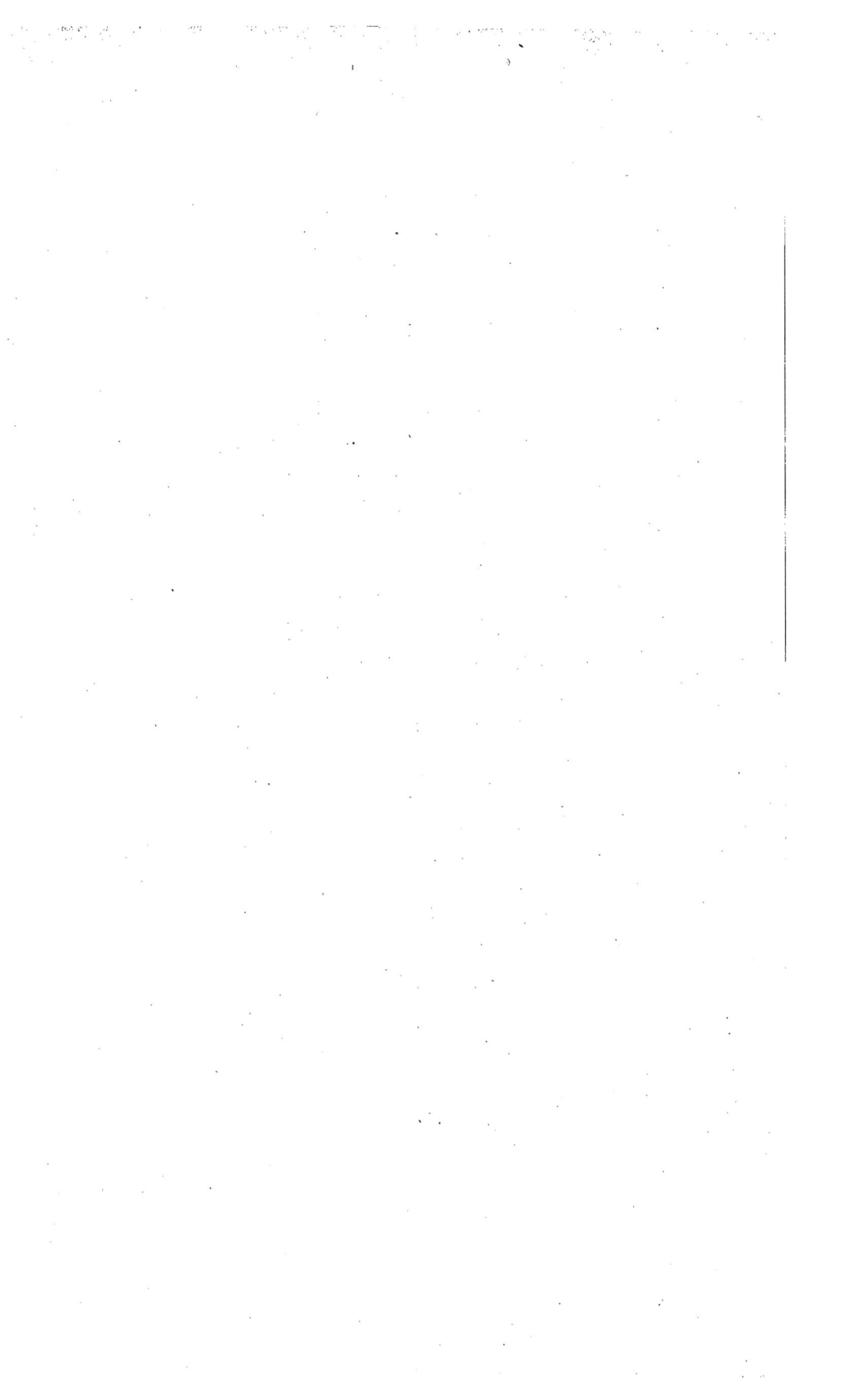

NOTE PRÉLIMINAIRE.

—

L'Homme et sa nature envisagés sous l'aspect physiologique, pathologique et thérapeutique.

> Définir *à priori* l'homme et sa nature, c'est chose presque impossible : « *Hic labor hoc opus impossibile.* »

De tous ceux qui ont cherché à définir et à comprendre l'homme et sa nature, aucun, à mon avis, n'a mieux réussi que l'illustre Boerhaave, qui a dit : « *Tota vita est in stimulo et vi vitali.* »
*(Commentaires d'*Hippocrate.*)*

La vie n'est, à vrai dire, que l'expression exacte de l'homme et de sa nature, de cette nature médicatrice et conservatrice de nos ancêtres, que l'on a admise et reconnue dans l'art de guérir, qu'on a cherchée dans tous les temps sans pouvoir en découvrir le siège.

Antérieur à l'organisme, le principe de la vie anime, développe et conserve. Les stimulants internes ou externes provoquent les facultés de sentir, de se mouvoir et de réagir.

Ainsi donc, le principe de la vie est tout autre

chose que les forces vitales, sensitives, motiles, équilibrantes, régulatrices, etc. Il constitue à lui seul l'homme, et l'organisme n'est que son instrument.

Le principe de la vie ne subit aucun changement, aucune modification dans sa nature et dans sa manière d'être, et du commencement à la fin de l'existence il est toujours le même. Ce qui change dans l'homme, ce qui s'accroît ou dépérit, ce n'est que l'organisme dans lequel le principe de la vie trouve une liberté d'action plus ou moins grande, un exercice de son pouvoir plus ou moins restreint. Les facultés et les forces sont plus ou moins puissantes en raison des obstacles que l'organisme offre au principe de la vie. Ce n'est donc pas le principe de la vie qui se transforme et qui passe par des phases différentes, mais l'organisme. Dans la faiblesse de l'enfance, la pétulance et l'entrain de la jeunesse, la vigueur et la force de l'âge mûr, les infirmités et les dégoûts de la vieillesse, la caducité et la décrépitude de l'extrême vieillesse, il n'y a que des modifications de l'organisme. Et quand les organes, usés et sans puissance, paralysent l'action du principe vital, ce feu sacré, qui ne doit pas s'éteindre, s'est régénéré dans des êtres nouveaux, qui subiront eux-mêmes les mêmes phases.

On dit que les infirmités de l'homme, et cela n'est que trop vrai, tiennent à sa nature; mais comme cette nature n'est que le principe de la vie, elle seule est la cause principale de ses infirmités. Aussi, malgré l'immutabilité de son essence et de ses attributs, si les organes mettent un obstacle à son action, elle languit et présente des signes morbides.

C'est au système nerveux et au cerveau, organes qui sont en communication directe avec le principe de la vie, que l'on doit plus particulièrement ces modifications, et cependant ce sont ces organes qui transmettent à tout l'organisme les influences salutaires ou pernicieuses.

Telles sont donc la nature et la constitution de l'homme, que les agents morbides ne peuvent atteindre directement le principe vital ; mais ils atteignent le cerveau et le système nerveux, qui sont ses intermédiaires.

De là, par conséquent, l'importance de ce principe pour la conservation de la vie ; la part qu'il prend à toute espèce de troubles, et son action sur l'organisme pour rétablir l'état normal.

Le médecin doit donc ne jamais perdre de vue ce principe de la vie qui est sa véritable boussole au milieu des dangers et des périls de la maladie. Ce n'est que par lui qu'on peut juger de leur importance et les enrayer immédiatement ou dans un délai très-court.

Dans les cas mêmes où la nature des désordres morbides rendraient impossible la guérison, le mé-

decin, en régularisant les actes de la vie, apaise
momentanément les souffrances du malade et peut
lui procurer quelques instants d'un calme trompeur,
et semer ainsi de quelques fleurs les bords du tom-
beau. C'est le meilleur traitement palliatif que l'on
puisse employer dans les maladies incurables.

Il est bien entendu que les remèdes, pour s'élever
jusqu'au principe de la vie, doivent agir sur le cerveau et sur le système nerveux, et doivent être pris
dans la catégorie des narcotiques et des stupéfiants.

Si l'on nous demande maintenant de quelle
manière le principe de la vie agit sur le cerveau, et
au même instant sur tout l'organisme, nous dirons,
en nous appuyant sur l'observation des phénomènes
qui se présentent dans les êtres vivants, qu'aux diverses
époques de l'existence, la plus simple expression du
principe de la vie est celle du mouvement.

On sait que l'encéphale est agitée de la naissance
à la mort par un mouvement d'élévation et d'abaissement, mouvement auquel la circulation et la respiration sont étrangères. Ce mouvement, qui est favorisé
par la disposition de la dure-mère et limité par les
os du crâne, est la véritable expression du principe
de la vie sur le cerveau.

Le mouvement vital d'élévation et d'abaissement
du cerveau se transforme dans tout l'organisme par
le moyen du système nerveux, ou une espèce de
fourmillement ou frémissement ondulatoire, qui, au

dire d'un grand nombre de médecins, devient sensible dans de certaines maladies, au point de faire reconnaître son existence à la vue et au toucher.

Nous aussi nous avons eu occasion, dans deux circonstances presque identiques, d'en ressentir sur nous-même les effets : l'une, à l'occasion d'une brûlure à la cornée transparente de l'œil droit, occasionnée par une éclaboussure de chaux vive en fusion ; l'autre, il y a environ vingt ans, à l'occasion d'une blessure contuse à la cheville de la jambe gauche, passée à l'état de gangrène.

Le cerveau, à part son mouvement d'élévation et d'abaissement, reconnu et admis par tous les physiologistes, est agité par d'autres mouvements qui correspondent à chaque sensation. La volonté elle-même ordonne ces mouvements, qui sont l'expression de la manière d'être de l'individu. C'est ainsi que l'intelligence opère dans l'exercice de ses importantes fonctions.

Le sommeil est donc une situation rendue nécessaire par la fatigue du cerveau ; il sert à ramener cet organe à son seul mouvement primitif d'élévation et d'abaissement.

Nous avons fait ces observations par hasard, en portant la main au sommet de la tête d'un enfant adulte qui conservait encore les traces de la fontanelle.

Au moment d'une violente contrariété, causée à

cet enfant, je ne sais plus par quoi, je ressentis une violente agitation du cerveau, qui eut plusieurs répercussions très-sensibles à la main.

J'ai été amené par mes nombreuses observations à conclure que dans toutes les maladies nous devons envisager tout d'abord le principe de la vie, et que notre traitement doit tendre à l'emploi des régulateurs et des isolateurs, qui agissent sur le centre de ce principe et peuvent seuls nous donner un résultat prompt et facile en attaquant le mal dans son foyer.

Comme dit Hippocrate : *Medicus naturæ minister et quo natura vertit eo ducere opportet.*

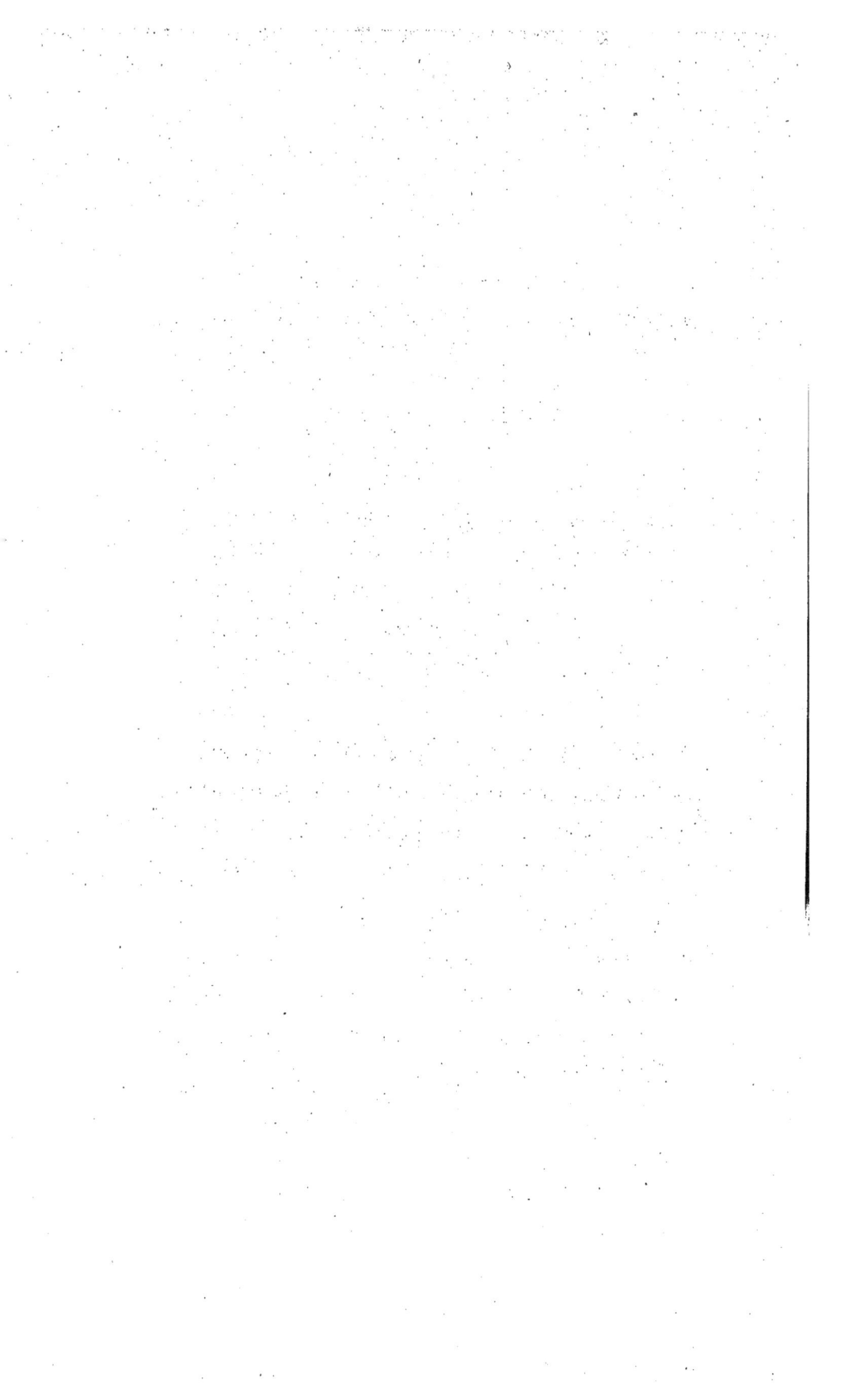

INTRODUCTION.

Aux Lecteurs,

En adressant ces quelques notes aux médecins,
je leur dirai, avec la persuasion et la franchise de
· l'honnête homme, qu'il arrivera peut-être un jour
où ces doctrines, tant dénigrées, tant méprisées par
beaucoup d'entre eux, seront alors appréciées à
leur juste valeur. Le praticien, après en avoir fait
l'épreuve, les prendra pour guide au lit des malades !
Cesseront, « *dissidiæ et lites*, » ces querelles
éternelles, si préjudiciables à l'art et aux artistes ;
la médecine entrera dans une ère de paix et de bon
accord, pendant laquelle tous les médecins, réunis
sous le même drapeau, combattront les maladies
avec les mêmes armes !

L'Auteur.

NOTES

Où sont exposés les

PRINCIPES D'UNE RÉFORME RADICALE DE L'ART DE GUÉRIR,

Pour servir de complément à mes études et recherches

SUR LES PRINCIPES DE LA VIE.

———————

« Necessitate homines coacti, artem
» medicam invenerunt. »   (Hipp.)

NOTE PREMIÈRE.

LES FORCES VIVES, LES FORCES LATENTES, LES FORCES MORTES.

Le calorique, l'électricité, la lumière, et en général tous les corps impondérables méritent la dénomination de forces vives, tant qu'ils possèdent seulement les propriétés de centralisation, rayonnement et accumulation, sans avoir toutefois celle de former une agrégation similaire ou assimilaire.

Ils cessent d'être des forces vives et passent à l'état de forces latentes, toutes les fois qu'ils sont englobés par les autres corps au moment d'une combinaison chimique, ce qui arrive fréquemment.

Néanmoins ils ne peuvent jamais passer à l'état de

forces mortes, car pour y arriver il faudrait une impossibilité, c'est-à-dire leur annihilation complète ou retour au néant.

Une des prérogatives les plus remarquables de ces éléments est de trouver dans les transformations qu'ils font subir aux autres corps, comme une source nouvelle de puissance et d'accumulation, et partant le moyen de continuer les phénomènes auxquels ils ont donné naissance.

Les corps pondérables peuvent aussi prendre la dénomination de forces vives, quand ils sont ramenés par les impondérables ou par tout autre agent de la nature, à l'état de simplicité primitive ; dans toute autre circonstance, ils ne sont que des forces latentes, mais ne méritent jamais non plus la dénomination de forces mortes, car leur mort n'est qu'une transformation et le commencement d'une vie nouvelle.

La vie de l'univers n'est ainsi qu'action et réaction, mouvement et repos, centralisation et rayonnement des éléments et des corps : phénomènes qui se suivent tous avec une régularité admirable, avec un ordre merveilleux, et au milieu desquels tout marche à sa destination sans s'arrêter. Rien, en effet, n'est stationnaire dans la nature : la vie, c'est le mouvement ; le temps d'arrêt, c'est la mort. Terre, astres, éléments, tous obéissent aux forces vives et aux forces latentes.

Si la combinaison chimique de deux ou plusieurs éléments pondérables ne produit pas toujours, par la saturation, l'extinction des forces vives, mais donne lieu au contraire à un accroissement de ces forces, ses nouvelles propriétés sont le résultat de la nature électrique, positive ou négative des éléments qui entrent en combinaison, et n'infirment nullement la loi des saturations.

Nous avons dû à Bunsen d'avoir su tirer parti de ces propriétés, en employant les substances qui les possèdent pour accroître la force des piles voltaïques.

On comprend qu'il est question ici de l'acide sulfurique et de tous les acides, alcalis et alcaloïdes. L'*aura* séminal et le fluide ovulaire de Graff sont aussi de ce nombre.

La vie ne serait ainsi, à mon avis, que l'aspiration des forces embryonales vers cet état de saturation dont les progrès sont marqués par les phases différentes du développement de l'organisme; la saturation une fois accomplie, la vie s'arrête et devient impossible.

NOTE DEUXIÈME.

LA VIE. — LA MORT. — LE SOMMEIL.

Il est arrivé quelquefois au lecteur de se demander : « Qu'est-ce que la vie, la mort, le sommeil ? » Trois questions scabreuses et d'une haute importance, qu'il est malheureusement plus facile de formuler que de résoudre.

Les faits connus peuvent toutefois engendrer des idées nouvelles et conduire à des conclusions auxquelles on était loin de s'attendre.

Dans les quelques réflexions que je vais soumettre au lecteur, je n'ai nullement la prétention d'avoir soulevé un coin du voile qui les enveloppe ; mon but unique, en traitant ce sujet, est d'amener les autres à des études et à des recherches plus profondes que les miennes, et de leur montrer pour ainsi dire le chemin qu'ils doivent suivre pour arriver à la vérité.

Il y a dans l'homme deux natures et deux substances... Personne n'en doute ! Cela étant, l'homme a toujours pour base et principe de son existence la terre, l'eau, les éléments, et il n'y a rien en lui, physiquement parlant, qui ne soit dans l'univers. La centralisation et le rayonnement, le mouvement et le repos, les combinaisons et dissolutions, les soustractions et substitutions de Melsène, tous ces moyens de vie et d'action de l'univers sont aussi ceux de l'homme et de tous les êtres vivants qui puisent en eux les sources de leur existence, de leur développement et de leur conservation.

En effet, les phénomènes de la vie humaine trouvent, comme ceux de l'univers, leur raison d'être dans le calorique, la lumière et l'électricité, et se régénèrent tous dans les transformations qu'ils font subir aux autres corps qui sont appelés à la constitution des êtres vivants. Cependant je ne dirai pas avec Gallien que l'homme est un microcosme : il y a en lui, c'est vrai, des solides, des fluides et des forces qui sont identiques à celles de l'univers; mais ni le sang, ni les forces de la vie ne ressemblent aux agents ordinaires; ils sont au contraire une exception manifeste aux lois de la matière, et entre elles et la vie humaine s'élève une barrière contre laquelle la raison et l'intelligence de l'homme vont se briser.

Mais, me direz-vous, pourquoi cette différence, cette exception, cette barrière?

Demandez-le à cette parcelle de feu divin que Prométhée, pour me servir du langage de la fable, déroba un jour au ciel pour donner la vie à l'homme qu'il avait formé avec le limon et l'argile de la terre. C'est en elle qu'existe la prérogative de transformer les agents du dehors en organes et fluides organiques.

Le principe de la vie emploie toujours pour la conservation de l'homme, qu'il soit fœtus ou vieillard, le même nombre d'éléments, et, tout en leur ôtant la liberté d'action qu'ils possèdent dans les actes ordinaires de la nature, les force à se plier aux besoins de l'organisme.

C'est ainsi, par exemple, que la digestion et la respiration, tout en admettant avec Edouard Robin qu'elles soient une combinaison chimique et une combustion, sont cependant des phénomènes d'un ordre exceptionnel.

Mais si l'organisme et ses fluides sont l'œuvre du principe de la vie, pourquoi donc la mort?

Si, partant de l'embryon, je passe en revue une à une les phases de mon existence, ainsi que celles qui me restent à parcourir avant d'arriver à la décrépitude, je m'aperçois qu'au milieu de toutes ces vicissitudes le principe de la vie a toujours été le même et restera toujours le même. Ce qui a changé en moi, ce n'est que l'instrument de moi-même et de ma mise en rapport avec les agents du dehors : ce n'est que le cerveau, le cervelet, la moelle épinière, la charpente osseuse, les masses musculaires, les appareils de la digestion et les organes de la respiration, qui ont pris successivement du poids, de l'ampleur, du développement, ce qui a contribué à l'exercice plus régulier et plus commode des fonctions.

Que de temps, que de périls pour arriver à ce but! et lorsque je l'ai atteint, lorsque, me croyant à l'abri des fautes de la jeunesse, de l'orgueil de la virilité, je crois jouir sans accident du bonheur de la vie, arrivent la vieillesse et la mort !

« Siccine separas amara mors ! »

La cause, hélas! c'est le temps d'arrêt de mon développement, c'est la saturation des forces embryonales par les éléments du dehors.

Si nous partons du principe que la vie n'est que le mouvement des éléments qui sont appelés à la constitution des premières fibres de l'organisme, et si ces fibres jouissent des propriétés électriques qui les font aspirer à la saturation, nous déduirons fatalement que, la saturation accomplie, la vie devient impossible.

Pour m'empêcher de mourir, il faudrait qu'un autre principe de la vie, tout-à-fait identique au premier, se plaçât en mode de greffe sur une partie quelconque de l'organisme, tel que le naturaliste Dupetit - Thouars l'a prétendu à l'égard des végétaux, et, se nourrissant des anciens organes, reprît l'œuvre du premier au point où il l'avait abandonnée par épuisement ou saturation.

Autrement il faudrait que mon principe de la vie, se dépouillant de tous les vieux organes, recommençât, comme la crysalide, l'œuvre de régénération de l'être sous des formes plus élégantes et plus sveltes.

Mais, quand même je pourrais ainsi prolonger du double mon existence, il faudrait toujours que je meure.

En tous cas, la vie est ce flambeau qui, en brûlant, recompose le principe qui lui donne aliment ; la mort est, au contraire, la saturation des forces embryonales par la matière, et l'impossibilité de régénérer les principes capables d'opérer ladite saturation.

Maintenant, c'est vers toi, sommeil, *dolce de mali miei calma e riposo*, que ma pensée se reporte. Qu'es-tu donc pour l'homme? et pourquoi viens-tu fermer périodiquement mes paupières appesanties par la fatigue, et interrompre en même temps les charmes et les misères de la vie ?

Il est écrit dans les lois de la nature que la tension des forces vives sur les latentes change de temps à autre de tempérament et de mesure. Par ce moyen les forces d'en haut ne débordent jamais celles d'en bas. Sans cela, la terre serait bien vite transformée en une fournaise ardente ou deviendrait une immense glacière. Il est ainsi indispensable à l'ordre de la nature que la saison des roses soit remplacée par celle des frimas, et la veille par le sommeil. Il n'existe aucune continuité des phénomènes, pas plus dans la vie normale que dans la vie morbide, et il y a toujours et partout des actes directs et réflexes, des tensions et des détentes.

Le sommeil, qui était regardé par les anciens philosophes comme l'emblème de la mort, n'est au contraire qu'une cause et une condition essentielle de l'équilibre de la vie.

> Cito rumpes arcus semper si tensus habueris,
> At si laxaris cum velis utilis erit.
>
> Phœdre.

NOTE TROISIÈME.

LES ÉLÉMENTS DE LA VIE ET LEUR INTERVENTION DANS LES ACTES MORBIDES.

Les fluides pondérables et impondérables qui entrent dans la constitution du corps humain sont les éléments les plus importants de la vie, et interviennent soit dans l'exercice normal des fonctions, soit dans la production d'un grand nombre des maladies qui affectent l'espèce humaine.

Ces fluides sont : le sang, le calorique, l'électricité et l'éther animal, vapeur qui se dégage du sang, des liquides et des sécrétions par l'effet des mouvements et de l'élévation de la température. Causes de la tonicité, ils diminuent l'adhésion des fibres et facilitent les mouvements en maintenant l'équilibre avec les agents du dehors.

Si nous supposons un œuf ou un embryon exposé à l'action douce et continue du calorique et de l'électricité, les premiers phénomènes qu'ils présenteront seront le changement de leurs principes en rudiments primitifs de l'organisme et en sang. Aidé alors du principe de la vie, le ventricule aortique se contracte, le mouvement de la circulation commence, et avec lui la vie s'annonce, ou, à son défaut, elle cesse et finit.

Si le sang qui est poussé au cerveau par la contraction du ventricule aortique n'éprouve, dans cette localité, qu'un faible temps d'arrêt, évalué par Bichat à quelques secondes, refoulé alors vers le centre de l'organisme, il est en grande partie la cause de l'éréthisme, tension ou tonicité des tissus, provoqué par le dégagement du calorique, de l'électricité et autres éléments latents au moment du passage du sang à l'état organique.

Ainsi le sang, qui en pénétrant dans le cerveau avait refoulé à la circonférence les fluides impondérables qui remplissaient cet organe, est refoulé lui-même vers son centre par la réaction de ces fluides. De là par conséquent ces mouvements alternatifs, ces actes directs et réflexes, dans lesquels les effets deviennent les causes de nouveaux phénomènes.

Sang, calorique, électricité, *aura* animal, sont donc, en un mot, les agents les plus importants de la vie et un moyen de conservation de l'état normal, mais ils sont aussi la cause d'un grand nombre de maladies.

Les changements fréquents et presque instantanés de la température et de la pression atmosphérique, et des modifications qu'éprouvent à chaque instant nos besoins, et tant d'autres causes, amènent aussi des changements dans la quantité et la qualité de ces éléments de la vie.

Les moyens employés par la nature pour proportionner les causes aux effets, sont les forces que nous avons appelées régulatrices.

Les régulateurs, ainsi surpris ou débordés, amènent les premiers troubles fonctionnels, les dégénérations humorales, les lésions organiques que l'art de guérir est appelé à combattre, et au nombre desquelles figurent en première ligne les maladies d'infection.

—

NOTE QUATRIÈME.

DÉDUCTIONS PATHOLOGIQUES ET PRÉCEPTES THÉRAPEUTIQUES
TIRÉS DE L'ÉTUDE DU PRINCIPE DE LA VIE.

Telle est notre constitution et la nature de nos facultés intellectuelles, que nous ne pouvons concevoir une seule idée qui n'ait pour base la sensation.

Nihil est in intellectu, quod non prius fuerit in sensu.

Cela étant, il est clair que toutes nos connaissances sur le principe de la vie aboutissent au cerveau, au système nerveux et à leurs dépendances; et comme toute espèce de jugement, pour être juste, doit être le résultat de la comparaison de deux idées, c'est de l'étude des prérogatives de la vie à l'état normal et de leurs actes à l'état morbide que doivent être tirées, pour être exactes, toutes nos connaissances sur la nature des maladies, ainsi que les déductions pathologiques et les préceptes thérapeutiques pour leur traitement.

Nous avons divisé ailleurs les prérogatives de la vie en embryonnales, organo-plastiques, sensitives, motiles, équilibrantes et régulatrices.

Nous avons dit alors, en parlant de chacune d'elles :

1° Que les forces embryonales, cause principale de toutes

espèces d'actions vitales, prennent naissance du connubium de l'aura spermatique et du fluide ovulaire de Graff.

2° Que les forces organiques ou animales sont la mise en jeu des forces embryonales par le calorique, l'électricité, le sang, etc. Leurs prérogatives sont de développer l'organisme. Le cerveau et le cervelet, loin de prendre part à leur action, reçoivent d'elles tout leur développement. Aussi voyons-nous les fœtus acéphales arriver à leur maturité malgré l'absence complète de ces deux organes.

Ces forces n'interviennent pas dans les fonctions des appareils qui ont pour but la mise en rapport de l'individu avec le dehors, tels que la digestion, la respiration, les mouvements musculaires.

3° Que les forces sensitives sont l'agent véritable de conservation de l'individu et de sa mise en rapport avec le dehors. Elles sont cependant incapables d'engendrer par elles-mêmes aucun mouvement. Leurs prérogatives sont d'annoncer les besoins et de prévenir les dangers qui menacent l'organisme ; toutes les sensations physiques, agréables ou douloureuses, ont leur siège dans le foyer de cette force. Ces forces sont une prérogative de la substance blanche du cerveau et de la moelle épinière.

4° Que les forces motrices sont les agents du mouvement. Elles se produisent par le croisement des fibres du cerveau et de la moelle épinière. Leur siège est dans la substance cendrée de ces organes, et elles reçoivent leur impulsion du principe de la sensibilité.

5° Que les forces équilibrantes sont une spécialité du cervelet, organe qui n'agit que par l'intermédiaire du cerveau et de la moelle épinière. La disposition des fibres de cet organe en lames parallèles blanches et cendrées, les ramifications arborescentes qu'elles présentent à leur coupe horizontale, semblent indiquer que ces produits, en prenant origine de chaque lame, s'acheminent vers le cerveau et la moelle épinière.

Ces produits seraient-ils par hasard une espèce de fluide électro-phosphorescent, *sui generis?* C'est ce que l'on ignore. Ce qui seulement semblerait le prouver, ce sont les rayons de lumière phosphorescente que projettent les yeux des animaux carnivores dans les ténèbres. Ainsi le cervelet, espèce de duplicateur des forces motrices et sensitives, remplirait, à l'égard du cerveau et de la moelle épinière, le même rôle que les veines à l'égard du cœur. Du reste, les exemples d'organes subsidiaires ne sont pas rares dans l'organisme.

6° Que les forces régulatrices, enfin, sont destinées à garantir l'organisme des atteintes des agents du dehors. Elles proportionnent la résistance à l'action, et suppléent au défaut d'action en offrant des compensateurs salutaires. Ces forces, qui d'ailleurs sont très-variées, ont leur siège dans les nœuds ganglionnaires et dans les plexes qui sont à proximité des appareils des fonctions alimentaires, motiles ou sensitives.

Tous les appareils ont leurs régulateurs, et il y a des régulateurs communs et des régulateurs particuliers; ainsi l'œil a son régulateur dans le ganglion lenticulaire.

Si la nature et le nombre des prérogatives de la vie sont tels que nous venons de le dire, ce qui, loin d'être une supposition gratuite, est au contraire une des vérités modernes les moins contestables, on comprend comment chaque organe, chaque appareil, chaque fibre est animée du principe de la vie, et pourquoi cette vie existe à des degrés différents.

L'encéphale et le système nerveux ne possédant la presque totalité de leurs prérogatives qu'à l'état de faculté ; les agents de leur mise en jeu, internes ou externes, perdant à chaque instant leurs attributs, et devant être continuellement renouvelés et ramenés à leur état primitif, il s'ensuit que l'état normal ou morbide dépend de la nature des agents, des impulsions, du mode d'être des fluides et des forces et de la situation des organes.

Nous définirons donc la maladie : Un trouble, une lésion, une altération générale ou locale de l'organisme, des fluides et des forces, provoqués par les agents morbides, internes et externes, entretenus, alimentés par les forces mêmes de la vie.

Les maladies ne peuvent être ainsi : 1° que d'ordre organo-plastique, ce qui constitue la condition pathologique ; 2° d'ordre sensitif et fonctionnel, ce qui donne lieu aux formes morbides ; 3° d'ordre motile, équilibrant, régulateur, ce qui représente les irradiations et les complications dynamiques ou humorales.

Ainsi donc admise ou reconnue en principe la manière d'être normale d'une fibre, d'un organe, nous aurons une maladie toutes les fois que les agents morbides auront : 1° débordé les régulateurs ; 2° donné lieu aux troubles des fonctions ; 3° aux lésions des organes ; 4° aux altérations des fluides ; 5° aux désordres sensitifs de la motilité, de l'équilibration, etc.

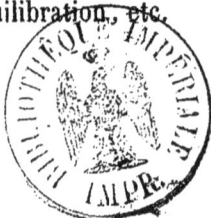

2

Si nous partons maintenant de ces principes ou d'autres non moins importants, tels que :

1º Qu'il n'existe, physiologiquement parlant, aucun acte vital, isolé ;

2º Que toutes les forces de la vie sont en même temps indispensables à l'existence et à la conservation de l'individu, et à l'exercice de ses fonctions ;

3º Que les actes de la vie, les uns directs, les autres réflexes, s'accomplissent successivement, et, une fois accomplis, se renouvellent de manière que la vie n'est qu'une répétition continue des mêmes actes ;

4º Que l'exercice des actes de la vie présente à l'état morbide, entre autres différences remarquables, celles que je vais dire : 1º que les actes morbides mettent plus longtemps à s'accomplir, et sont d'une durée plus longue que les actes normaux, précisément par la gêne qu'ils éprouvent à leur accomplissement ; 2º que les lésions organiques, les troubles fonctionnels, les affectus sensitifs ou autres, ne se montent que graduellement au diapason morbide, ce qui marque la situation et les phases de la maladie ; 3º que toute espèce de réaction morbide est suivie d'une détente dont la longueur, d'ailleurs très-variable, est à peine de quelques minutes dans plusieurs cas, tandis qu'au contraire elle est de deux à trois jours dans d'autres. Faits qui sont tous parfaitement vrais et reconnus par tous les médecins.

J'en conclus que les maladies vitales, organiques, dynamiques de fond, se réduisent en définitive à la mise en jeu d'une façon anormale des forces vitales, organo-plastiques, sensitives, motiles, etc., par les agents morbides, et qui, au lieu d'être soignées par la même médication et les mêmes remèdes, exigent un traitement différent et des remèdes divers, de jour en jour, d'heure en heure, et quelquefois même de moment en moment, selon la situation des actes de la vie qui sont en jeu.

Ainsi donc, au lieu d'une seule voie, celle de l'organopathie, de la dynamie, nous en avons au contraire quatre, toutes non moins importantes les unes que les autres.

1° Celle des désordres organiques et des forces organoplastiques ;

2° Celle des désordres fonctionnels, des dégénérations humorales et des forces sensitives ;

3° Celle des réactions morbides et du concours des forces équilibrantes, motiles, etc. ;

4° Celle enfin des détentes et retour passager des actes morbides, généraux, sinon à l'état normal, du moins à un état qui s'en rapproche.

C'est en marchant dans ces quatre voies que le médecin peut combattre les maladies dans un délai très-court, proportionnellement à la méthode ordinaire ; il peut même les enrayer dès leur début et ramener de suite le malade à la guérison.

Pour atteindre ce but, le point le plus important, celui qui doit surtout fixer l'attention des médecins, est celui des détentes.

En effet, c'est en ce moment qu'on peut soustraire l'organisme à ces réactions qui viennent aggraver la maladie, qu'on peut isoler en quelque façon le mal local, le concentrer dans un seul point pour l'attaquer ensuite ; et lorsque l'on a atteint ce but, on dira qu'on a fait un grand

pas vers la guérison, car on a rendu aux forces qui ani-
ment les organes et veillent à leur conservation toute la
liberté nécessaire pour combattre le foyer morbide.

Y a-t-il un seul médecin qui voudrait administrer un
émétique, un purgatif, ou pratiquer une saignée au moment
de l'invasion d'une fièvre intermittente? Toutes les maladies n'ont-elles pas aussi leur recrudescence et leurs
détentes, et les remèdes que l'on administre en ce moment
peuvent être aussi préjudiciables qu'un purgatif ou une
saignée pratiquée au moment de l'invasion de la fièvre
intermittente. Tel est mon avis; c'est ici, je crois, la vérité.
Hors de là, il n'y a qu'illusion et erreur; erreur grave,
puisqu'il s'agit de la vie de nos semblables.

Il me resterait à parler maintenant de la classification
des remèdes suivant leur degré de puissance vitale, organo-
plastique, sensitive, etc., mais ce travail ne pourrait avoir
une véritable valeur qu'autant qu'il serait le résultat de la
pratique et de l'expérience au lit des malades.

Qu'il suffise donc d'avoir indiqué le chemin à suivre
pour arriver à ce résultat.

NOTE CINQUIÈME.

APPLICATION DES DOCTRINES PHYSIOLOGIQUES DU PRINCIPE DE LA VIE AU TRAITEMENT DES MALADIES D'INFECTION.

Les infections, qui sont à mon avis, dans le plus grand nombre des cas, la conséquence d'un état exceptionnel de l'atmosphère, ont pour principal caractère l'incubation, c'est-à-dire le séjour dans le torrent de la circulation pour un temps déterminé, sans qu'il y ait manifestation d'aucun phénomène morbide ; elles sont ainsi d'abord inattaquables par les forces de la vie, et ne provoquent que plus tard ces réactions salutaires ou fatales, cause de la mort du malade ou de sa guérison.

La nature emploie trois moyens pour se débarrasser du principe de l'infection. Celui de la combustion, autrement dit de la coction ; celui du dépôt sur un organe ; celui enfin où le principe est en partie brûlé et en partie formé en dépôt.

Le premier mode est le plus simple et le moins préjudiciable à l'économie ; la nature, en ce cas, par le moyen de la réaction, complète l'oxygénation du principe morbide, qui alors est brûlé sans sortir de la circulation et transformé en plusieurs principes aussitôt éliminés ; sinon, il se porte sur d'autres organes et donne lieu à des maladies secondaires, telles que : la péricardite, l'hydropisie, etc.

Dans le deuxième, il est jeté sur un organe par la réaction, incapable de lui faire subir aucune transformation. Ce mode d'expulsion est plus dangereux que le précédent, à cause des lésions profondes qui surviennent quelquefois sur des organes essentiels à la vie.

Le principe de l'infection choisit de préférence, pour se jeter au dehors, les appareils de l'organisme où ont agi les agents morbides. La cause de cette prédilection est dans ces altérations, desquelles a pris naissance l'infection.

En règle générale, il se jette toujours sur les organes plus maladifs, parce que ceux-ci opposent à ce dépôt moins de résistance que les autres. Il produit alors, si c'est sur le cerveau, le typhus; si c'est sur l'estomac, la gastrite, la pulmonie sur les organes de la respiration, etc. Dans quelques épidémies, les lésions occasionnées par les agents d'infection sont si instantanées et si graves, qu'elles ne donnent lieu à aucun combat de la part des forces de la vie; dans ce cas le malade meurt dans un court délai, sans qu'il y ait aucune espèce de réaction.

Le troisième mode d'élimination du principe de l'infection a cela de particulier, qu'une partie de ce principe est brûlé dans la circulation, tandis que l'autre est rejeté au dehors à l'état naturel.

Voilà en résumé l'origine, la marche et la terminaison des maladies d'infection.

Mais quel que soit le mode que la nature emploie pour expulser le principe de l'infection, la réaction n'est pas continue, mais chasse petit à petit l'agent morbide, en présentant, comme dans les autres maladies, des actes directs et réflexes, des tensions et des détentes.

Il me reste à parler maintenant des causes qui donnent lieu à l'expulsion du principe de l'infection et à sa transformation en virus contagieux.

On a toujours supposé et l'on suppose encore que ce principe était semblable au levain, et qu'il prenait par conséquent accroissement en transformant le sang et les autres fluides de l'économie animale en une substance identique à soi-même. Je ne suis pas de cet avis, et je pense que si l'organisme est toujours en présence des agents morbides qui ont occasionné l'infection, il peut prendre accroissement. Ainsi donc, c'est plus à la dégénération consécutive des éléments, par leur séjour dans la circulation, qu'à leur accroissement, qu'on doit attribuer la cause déterminante de leur élimination.

J'ai vu des malades dans lesquels le principe de la diphthérie a séjourné plusieurs mois en circulation, et son éruption au dehors a été la conséquence de l'apparition accidentelle d'une autre maladie. Qu'y a-t-il d'étonnant en cela? Ne voyons-nous pas le même phénomène se produire dans l'infection syphilitique, où son principe reste souvent caché longtemps dans l'organisme, sans qu'il donne aucun signe de sa présence.

Il ne me reste plus à parler que des préceptes à suivre pour combattre les maladies d'infection; ils sont au nombre de quatre :

1° Fermer au plus vite les sources de l'infection et empêcher qu'elles ne se rouvrent;

2° Provoquer la combustion du principe morbide en circulation et favoriser l'expulsion des restes par les voies ordinaires;

3º Dans le cas où l'éruption est nécessaire , la diriger sur les organes les moins importants ;

4º Le dépôt étant opéré, combattre localement le virus contagieux par le fer, par le feu et par les caustiques. Garantir les centres de la vie de ces irradiations ; retenir la réaction dans des limites convenables, et laisser aux forces organiques le soin de combattre les lésions locales.

A part ces préceptes , qui sont les plus essentiels , il y en a encore un grand nombre d'autres qui sont d'une utilité secondaire , et dont l'opportunité est abandonnée aux médecins.

Il resterait à parler ici des substances médicamenteuses capables de remplir les indications sus-mentionnées ; ayant donné le nom de quelques-unes d'entre elles dans ma dernière brochure, je me dispenserai d'y revenir.

CONCLUSION.

J'ai essayé, autant que mes faibles moyens l'ont permis, de convertir en principe les résultats de ma pratique ; si je n'ai pas réussi, on voudra bien accuser la difficulté de mon argument. En tout cas, les faits et la pratique ayant parlé, il faut leur chercher une explication plus convenable que la mienne. Si je suis sorti de mon obscurité, c'est en vue de répandre parmi les médecins les germes d'une nouvelle doctrine physiologique, que des mains plus heureuses sauront sans doute féconder. Et je croirai avoir rempli ma tâche, si, en y rentrant, je peux emporter avec moi l'espérance d'avoir réussi. Je dirai à ceux qui, en lisant ces écrits, ont crié bien vite à l'utopie, à la témérité, à la folie : Oui, il faut être téméraire, fou même si vous le voulez, pour abandonner les chemins frayés jusque-là, et s'aventurer au hasard dans des voies inconnues.

Les Zambeccari de Bologne, les Christophe-Colomb de Gênes, et de nos jours les Franklin de l'Albion, ont été aussi des utopistes, des téméraires et des fous aux yeux de leurs contemporains, quand ils se sont lancés à la recherche de l'inconnu. Mais ils n'en ont pas moins mérité de la patrie et de l'humanité, ceux dont on pourrait dire :

Quorum nomina scripta sunt in libro vitæ.

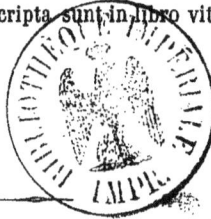

Chalon-s-S., imp. Dejussieu